CODIFICACION

EN GINECOLOGIA

Codificación en Ginecología

© Joaquín Vega Bernal, José Luis Sánchez Vega

Editorial: www.lulu.com

ISBN: 978-1-291-08905-9

Fecha de Publicación: 23 de Septiembre de 2012

INDICE

I.- ANATOMÍA Y FISIOLOGÍA GINECÓLOGICA

INTRODUCCION

-La reproducción es el proceso por el que se forman nuevos individuos de una especie y se transmite el material genético de generación en generación. Esto mantiene la continuidad de las especies

Los aparatos encargados de la reproducción son los aparatos reproductores o genitales femenino y masculino.

Los órganos que constituyen los aparatos genitales son

-En la mujer:

*Ovarios
*Trompas
*Útero
*Vulva o genitales externos femeninos
*Glándulas mamarias

-En el hombre:

*Testículos
*Epidídimo
*Conducto deferente

*Pene
*Glándulas accesorias (vesícula, próstata y glándulas de Cooper)

APARATO GENITAL FEMENINO

OVARIOS

-Son las gónadas femeninas, es decir, los órganos destinados a producir las células germinales femeninas u óvulos. También actúan como glándulas endocrinas, pues sintetizan las hormonas sexuales femeninas. Son los equivalentes a los testículos del aparato genital masculino

-Son 2 órganos con el tamaño y la forma de una almendra, de color rojizo. Están situados en la parte superior de la cavidad pélvica, uno a cada lado del útero y por medio de una serie de ligamentos que actúan como medios de fijación (ligamento útero ovárico, ancho, suspensorio…) se mantienen en posición.

Estructura del ovario

-El parénquima ovárico presenta 2 zonas: una externa llamada corteza y otra interna llamada medula. En la corteza se encuentran unas formaciones redondeadas llamadas **folículos** (en ellos maduran los óvulos y se producen las hormonas). La **médula** es de color rojizo y esta muy vascularizada.

El **hilio ovárico** es el punto de maduración de entrada de vasos sanguíneos y nervios

Función

-Además de producir los óvulos, producen las hormonas sexuales femeninas: **estrógenos** y **progesterona**

TROMPAS UTERINAS O DE FALOPIO o TUBAS o CONDUCTOS TUBARICOS

-También reciben el hombre de oviductos. Son 2 conductos que se extienden desde los ovarios hasta la parte superior del útero. La longitud de cada trompa es de unos 10 cm y su diámetro es variable, cerca del útero es de unos 2mm y su diámetro va aumentando gradualmente y en el extremo cercano al ovario es de 8mm.

Su función es recoger el óvulo de la superficie del ovario y conducirlo hasta el útero.

Las trompas tienen forma de trompeta, de ahí su nombre. En ella distinguimos 3 partes: la porción intersticial, el cuerpo y el pabellón.

La porción intersticial (intramural), se llama también porción uterina. Está situada en el espesor de la pared uterina (miometrio) y se abre a través del orificio uterino en la cavidad del útero.

El cuerpo es continuación de la porción intramural y constituye la parte media de la trompa. Se divide en 3 partes:

*Istmo: tiene la forma de un cilindro estrecho

*Ampolla: más ancha y más larga que el istmo (aquí tiene lugar la fecundación)

*Pabellón: es la porción más alejada del útero que está en relación con el ovario. Tiene forma de embudo y presenta una serie de prolongaciones irregulares o lengüetas, de bordes dentados, que reciben el nombre de fimbrias o franjas del pabellón. Estas se extienden sobre la superficie del ovario. El conjunto de estas formaciones tiene forma de "corola", en cuyo fondo se encuentra un orificio (orificio abdominal) que comunica la trompa con la cavidad peritoneal.

Estructura

-La trompa está constituida por 3 capas: la externa de naturaleza serosa es el peritoneo. La media es la muscular y la interna la mucosa

Función

-En el momento de la ovulación, el óvulo es expulsado fuera del ovario y es recogido por las fimbrias del pabellón y atravesando el orificio abdominal se introduce en el interior del conducto tubárico. Una vez dentro, el óvulo es conducido hacia el útero gracias a los movimientos de los cilios y a los movimientos peristálticos (tarda 3 ó 4 días en atravesar la trompa y llegar al útero)

Si llegan espermatozoides y hay fecundación, esta tiene lugar en la ampolla y desde aquí el óvulo fecundado se dirige hacia la cavidad uterina (durante los días que permanece en la trompa esta vierte secreciones para nutrir al huevo)

ÚTERO

-Es un órgano muscular hueco, situado en la parte media de la pelvis, entre la vejiga urinaria y el colon sigmoideo. En él tiene lugar la implantación o anidación del óvulo fecundado y su posterior desarrollo. Una vez que este se ha completado, el feto es expulsado al exterior mediante las contracciones de la pared uterina. El útero es el órgano de la gestación y el parto.

El útero tiene forma de pera invertida y mide aproximadamente 7.5 cm. de longitud y 5 cm. de ancho. Una zona estrecha situada por debajo de su parte media, el **istmo**, permite dividir el órgano en

2 partes: una superior redondeada, el **cuerpo** y otra inferior cilíndrica, el **cuello.**

El cuerpo, es la parte más voluminosa del útero. La porción del cuerpo situada por encima de un plano que pasase por encima de los orificios uterinos de las trompas, recibe el nombre de **fondo.** El cuerpo del útero presenta 2 caras: la **cara vesical** que se relaciona con la vejiga urinaria y la **cara intestinal**, que se relaciona con el colon sigmoideo.

El cuello o cerviz, es más corto y estrecho que el cuerpo. Su porción distal se introduce en la vagina y recibe el nombre de **hocico de tenca.** En esta porción se encuentra el orificio inferior del cuello que pone en comunicación la cavidad uterina con la vagina, de forma que al explorar con el especulo el ginecólogo visualiza el hocico de tenca, en cuyo centro se encuentra el orificio cervical. Las paredes de la vagina que rodean esta porción del cuello reciben el nombre de **fondo de saco vaginal**

Estructura

-El útero está constituido por 3 capas que son:

1.- La capa serosa formada por el **peritoneo**
2.- La capa muscular o **miometrio**, que es una gruesa capa de fibras musculares lisas, que tiene un importante papel en el parto, pues sus fuertes contracciones contribuyen a expulsar el feto al exterior

3.-La capa mucosa o **endometrio**, tapiza la cavidad interna del útero. Es muy rica en vasos sanguíneos y presenta numerosas glándulas. En ella se implanta el óvulo fecundado. Su estructura varía según la fase del ciclo menstrual y durante el embarazo

VAGINA

-Es un conducto músculo-membranoso que se extiende desde el útero hasta la vulva, donde se abre al exterior a través del orificio vaginal. Mide unos 10 cm. de longitud y está situada en la cavidad pélvica entre la vejiga urinaria y el recto.

La vagina es el órgano femenino de la copula, es decir, en ella penetra el pene durante el coito. Por ella pasa el flujo menstrual que es eliminado hacia el exterior y también pasa el feto durante el parto, constituyendo el segmento inferior del canal del parto.

La vagina tiene forma de cilindro aplanado; cuando está vacía las paredes anterior y posterior se hallan en contacto y por lo tanto es una cavidad virtual. El conducto vaginal es muy extensible y elástico.

La vagina presenta **2 caras: una anterior** que se relaciona con la vejiga urinaria y la uretra y **otra posterior** que se relaciona con el recto

Por su extremo inferior, la vagina desemboca en la vulva, donde se abre el **orificio vaginal**. En él puede existir una fina membrana mucosa llamada **himen**, muy vascularizada. Esta, generalmente cierra parcialmente el orificio (la mayoría de las veces es anular con un orificio central. EL himen se rompe durante el 1° coito, aunque en algunas mujeres persiste hasta el 1° parto.

VULVA

-Está constituida por los órganos genitales femeninos y comprende las siguientes partes: monte de Venus, labios mayores, labios menores, espacio interlabial o vestíbulo de la vagina y órganos eréctil es (clítoris y bulbos de la vagina)

El monte de Venus es una prominencia redondeada situada por delante de la sínfisis del pubis. Está constituido por un acumulo de grasa recubierto por piel. Después de la pubertad esta piel se recubre de vello.

Labios mayores, son 2 pliegues cutáneos alargados, situados a continuación del monte de Venus (por detrás y debajo de este) y junto con él constituyen la parte externa de la vulva.

Están recubiertos externamente de vello cúbico

Labios menores: son 2 pliegues cutáneos más pequeños, situados por dentro de los labios mayores. Carecen de vello púbico.

Entre los labios menores esta el **espacio interlabial** en el que se encuentran de delante a atrás el clítoris, órgano eréctil femenino, el **meato urinario** (orificio externo de la uretra) y el **orificio vaginal**

GLANDULAS MAMARIAS

-Son glándulas sudoríparas modificadas que producen leche. Están situadas sobre el músculo pectoral mayor y serrato mayor y fijado a ellos por una capa de tejido conjuntivo.

Cada glándula mamaria consta de 15 a 20 **lóbulos**, separados por tejido adiposo. La cantidad de tejido adiposo determina el tamaño de las mamas. Sin embargo, el tamaño de las mamas no tiene relación con la cantidad de leche producida.

En cada lóbulo existen varios compartimentos más pequeños, denominados **lobulillos**, compuestos por tejido conjuntivo, en el que se encuentran incluidos racimos de glándulas secretoras de leche, llamados **alveolos**. Los alveolos se encuentran dispuestos en forma de racimos de uvas y conducen la leche (cuando se produce) a una serie de **túbulos secundarios**, de donde pasa a los **conductos mamarios**, que a medida que se aproximan al pezón, se expanden formando los **senos galactoforos**, donde puede almacenarse leche. Los senos se continúan como **conductos galactoforos**, que terminan en una proyección pigmentada, el **pezón**. El área de piel pigmentada circular que rodea al pezón se llama **areola**.

En el momento del nacimiento, las glándulas mamarias masculinas y femeninas no están desarrolladas y tienen el aspecto de leves elevaciones sobre el tórax. Con el inicio de la pubertad las mamas femeninas empiezan a desarrollarse bajo la influencia de los estrógenos y la progesterona, madurando el sistema de conductos, produciéndose un gran depósito de grasa y la areola y el pezón crecen y se pigmentan. Las glándulas mamarias experimentan un nuevo crecimiento en el momento de la madurez sexual con la aparición de la ovulación.

II.- NORMAS DE CODIFICACION

NORMAS DE CODIFICACIÓN PARA DIAGNÓSTICOS

Existen multitud de diagnósticos q se encuentran en los informes de alta en el Hospital de Puerto Real, por lo cual solo explicaré los más representativos y los que tienen más número de casos en el Clínico de Puerto Real

A.- ABORTO

Se define como la interrupción de la gestación por expulsión o extracción de la placenta o membranas, en parte o en su totalidad, con o sin feto identificable cuyo peso sea inferior a 500 g. Cuando el peso del feto no pueda ser determinado, se considerará aborto cuando la gestación sea menor de 20-22 semanas completas.

Aunque está recogido en la literatura por algunos autores que la fecha para considerar el fin del embarazo como aborto es antes de la semana 20 completa (contada desde la fecha del primer día de la última menstruación normal), para efectos de codificación y con el objeto de unificar criterios, se considerará aborto la finalización del embarazo por cualquier medio antes de la semana 22 completa de gestación.

Para la CIE-9-MC no se aplicará el criterio de aborto si el feto presenta un peso superior a 500 g. o si el período de gestación es superior a 22 semanas completas. Tampoco se considerará aborto si tras un procedimiento orientado a la interrupción del embarazo el feto permanece un tiempo con signos de vida (presenta latido cardíaco, respiración o movimientos musculares involuntarios). En ambos casos se asignará como código principal el código 644.21 Inicio de parto, antes de 37 semanas de gestación y como código adicional un código V27.0 Niño único nacido con vida. Además siempre habrá que asignar, al menos, un código de diagnóstico que describa el proceso abortivo y otro de procedimiento que describa la técnica terapéutica utilizada.

FORMAS CLÍNICAS DEL ABORTO:

– AMENAZA DE ABORTO:

Embarazo intrauterino que, antes de la 22 semana completa de gestación, cursa con hemorragia genital procedente de la cavidad uterina, con cérvix cerrado (sin que se observe la expulsión de productos de la concepción) y, generalmente, con dolor en hipogastrio y fosas ilíacas. Se asignará el código 640.03 Amenaza de aborto en episodio antepartum.

El tratamiento es reposo absoluto y no requiere hospitalización obligatoriamente.

– ABORTO EN CURSO:

Hemorragia genital y dolor hipogástrico con evidencia de cuello uterino dilatado. La ecografía determinará los signos de vitalidad del embrión. Se asignará un código entre las categorías 634-638, según las circunstancias en que se produzca el aborto, atendiendo a la subcategoría de 4º dígito y a la subclasificación de 5º dígito (0, 1, 2) según las normas expresadas en el epígrafe correspondiente.

El tratamiento es la evacuación uterina mediante aspiración que se codificará 69.52 Legrado por aspiración después de parto o aborto o legrado que se codificará 69.02 Dilatación y legrado después de parto o aborto.

– ABORTO INCOMPLETO:

Hemorragia genital, dolor en hipogastrio, dilatación cervical y
26 expulsión parcial de productos embrionarios y/o placentarios (restos deciduo-coriales). Se asignará un código entre las categorías 634 – 638, según las circunstancias en que se produzca el aborto, atendiendo a la subcategoría de 4º dígito según las

normas expresadas en el epígrafe correspondiente y la subclasificación de 5° dígito siempre será 1.
El tratamiento es la evacuación uterina mediante aspiración que se codificará 69.52 Legrado por aspiración después de parto o aborto o legrado que se codificará 69.02 Dilatación y legrado después de parto o aborto.

– ABORTO RETENIDO O DIFERIDO:

Gestación intrauterina sin signos de vitalidad en el embrión y en la que no se produce su expulsión espontánea. Se asignará el código de diagnóstico 632.Aborto diferido
El tratamiento es la preparación con prostaglandinas 75.0
Inyección intra-amniótica para inducir el aborto o 96.49
Inserción de supositorio de prostaglandinas y/o dilatación cervical con tallos de laminaria 69.93
Inserción de Laminaria y, posteriormente, el legrado 69.02 Dilatación y legrado después de parto o aborto.
Si el feto es mayor de 22 semanas se considera muerte intraútero de más de 22 semanas y el código diagnóstico a utilizar será el 656.41 Muerte intrauterina

– ABORTO TERAPÉUTICO:

Interrupción inducida del embarazo antes de la 22 semana completa de gestación, antes del período de viabilidad fetal en cualquiera de los tres supuestos legalmente admitidos (indicación médica por causa de grave riesgo de salud materna, grave malformación fetal o trastorno psiquiátrico materno). Se asignará un código de la categoría 635. Aborto legalmente inducido atendiendo a la subcategoría de 4º dígito y a la subclasificación de 5º dígito (0, 1, 2) según las normas expresadas en el epígrafe correspondiente.

El tratamiento es la interrupción del embarazo por evacuación uterina mediante aspiración que se codificará 69.51 Legrado por aspiración del útero para terminación del embarazo o legrado que se codificará 69.01 Dilatación y legrado para terminación del embarazo.

– HUEVO HUERO O HUEVO ABORTIVO:

Gestación anembrionada cuyo diagnóstico es siempre ecográfico. Es conveniente repetir una segunda ecografía una vez transcurridas 48-72 horas. Se asignará el código 631. Huevo huero El tratamiento es el mismo que para el aborto diferido, aunque el código de procedimiento a utilizar en este caso será 69.09 Otra dilatación y legrado ó 69.59 Otro legrado por aspiración del útero, ya que clínicamente no se considera el huevo huero como embarazo.

REINGRESO TRAS ABORTO POR PERSISTENCIA DE RESTOS:

En ocasiones la paciente reingresa por retención de productos de la concepción tras un aborto espontáneo o legalmente inducido, en este caso debe de asignarse el código apropiado de la categoría 634 (Aborto espontáneo o aborto legalmente inducido), con un 5° dígito 1 (incompleto).

Esta norma es apropiada incluso, en el caso que en el ingreso previo fuese dada de alta con el diagnóstico de aborto completo.

ABORTOS DE REPETICIÓN O RECURRENTES:

Clásicamente es la producción de tres ó más abortos consecutivos, o cuatro ó más no consecutivos. En la actualidad se acepta el término para dos o más abortos consecutivos, o tres ó más no consecutivos.

Para este criterio no deben ser considerados como abortos: los inducidos o provocados, los bioquímicos sin comprobación biológica, los partos inmaduros (entre 22 y 28 semanas), los embarazos ectópicos ni las molas.

En la CIE-9-MC existe el código diagnóstico 646.33 Abortadora habitual en estado antepartum que debe asignarse en la situación clínica descrita.

Es importante tener en cuenta que este código sólo se utilizará cuando exista un ingreso con situación de embarazo y no se produzca aborto durante ese episodio de hospitalización. En caso de producirse aborto se suprimirá el 646.33 Abortadora habitual en estado antepartum y se asignará el código perteneciente a las categorías 634, 635 636, 637 y 638 correspondiente.

Ejemplo: «Amenaza de aborto en paciente con antecedentes de dos abortos en los últimos tres años y gestación actual de 9 semanas». El diagnóstico principal será 640.03 Amenaza de aborto y el diagnóstico adicional será 646.33 Abortadora habitual.

ARBOL DE DECISIÓN. ORGANIGRAMA ABORTOS

-Los casos de aborto, y los tipos que existen conllevan una gran numero de posibilidades, de las cuales resumimos en el siguiente organigrama.

-De esta forma, trataremos de esquematizar todos los posibles casos de aborto, que una vez producidos, tendremos que codificar.

(Consultar organigrama del archivo adjunto)
ORGANIGRAMA.doc

B.-MENOPAUSIA PREMATURA

Vigente desde el 1 de octubre de 2001, el código 256.3, Otro fallo ovárico, se ha ampliado para proporcionar un código único para la menopausia prematura.

La menopausia prematura, también llamada menopausia temprana o fallo ovárico prematuro, es definida como la pérdida natural de la función ovárica en mujeres por debajo de 40 años de edad. Cesan los períodos menstruales, el estrógeno es bajo y el nivel de hormona foliculoestimulante (FSH) es elevado.

La menopausia prematura incide por encima del 1% de las mujeres de edad menor a 40. Pueden ser varias las etiologías incluida la genética o trastornos genéticos autoinmunes asociados.

C.- PROLAPSO GENITAL

Vigente desde el 1 de octubre de 2004, el código 618.0, Prolapso de la pared vaginal sin mención de prolapso uterino se ha expandido para identificar por separado los tipos de prolapso. Adicionalmente, el código 618.8, Otros prolapsos genitales especificados, se ha expandido para crear códigos diferentes para la relajación de músculos pélvicos y la atrofia.

Los prolapsos vaginales resultan de un fenómeno llamado relajación del suelo pélvico. Las etiologías más frecuentes de relajación del suelo pélvico son la maternidad y la extirpación del útero. Otras causas incluyen la obesidad, defectos del tejido conectivo, trabajo de parto prolongado y atrofia postmenopáusica.

Los tipos de prolapso incluyen:

- Cistocele (618.01) - protusión de la vejiga en la vagina debido a defectos de soporte pélvico. Hay dos códigos para el cistocele: 618.01 (línea media) y 618.2 (lateral)
- Uretrocele (618.3) - protusión anormal de la uretra en el canal vaginal
- Rectocele (618.04) – bulto en la vagina causado por el recto prolapsado a través de un debilitamiento del septum rectovaginal
- Perineocele (618.05) – falsa hernia entre el recto y la vagina
- Cistouretrocele (618.09) – protusión anormal de la uretra y vejiga en la vagina

D.- HIPERPLASIA ENDOMETRIAL

Vigente desde el 1 de octubre de 2004, el código 621.3 ha sido expandido para permitir informar de la hiperplasia endometrial **(621.30)**, hiperplasia endometrial simple sin atipia **(621.31)**, hiperplasia endometrial compleja sin Atipia **(621.32)** e hiperplasia endometrial con Atipia **(621.33)**.

La hiperplasia endometrial en un engrosamiento de la capa interna del útero. El diagnóstico se realiza basado en una muestra de tejido. Esta afección puede clasificarse como simple, compleja o atípica. La clasificación determina el riesgo de desarrollar adenocarcinoma de endometrio.

Hiperplasia Simple y Compleja de endometrio: Estas afecciones están asociadas con el uso de estrógenos que es contrarrestado por la progesterona. La terapia con progesterona puede ser necesaria cuando la afección no se resuelve con dilatación y curetaje. Asigne también el código E adecuado para describir la causa externa.

Hiperplasia atípica: La atipia puede encontrase en la hiperplasia simple y compleja. La hiperplasia sin atipia raramente progresa a cáncer endometrial mientras que la hiperlasia con atipia es una afección precancerosa que puede progresar a adenocarcinoma de endometrio

E.- DISPLASIA CERVICAL

Vigente desde el 1 de octubre de 2004, el código 622.1, ha sido ampliado para permitir informar sobre la displasia de cérvix **(622.10)**, displasia leve de cérvix [CIN I] **(622.11)**, y la displasia moderada de cérvix [CIN II] **(622.12)**. Estos cambios fueron hechos para reflejar la versión más reciente del sistema de Bethesda, que es usado para informar los resultados de frotis de Papanicolau anormales.

La displasia cervical es un término usado para describir la aparición de células anormales en la superficie del cérvix. La displasia cervical se denomina también neoplasia intraepitelial cervical (CIN), y puede ir desde leve (CIN I), a moderada (CIN II) o grave (CIN III). La displasia no es un cáncer, pero puede desarrollarse en el cáncer de cérvix. La displasia leve es la forma más común y en más del 70% de los casos el tejido cervical retorna a su forma normal sin tratamiento. La moderada y la severa son menos probables que se resuelvan solas y tienen un alto riesgo de progresar a cáncer. La displasia cervical raramente tiene síntomas y se diagnostica por frotis de Papanicolau. Ocurre más frecuentemente en mujeres entre los 25 y 35 años.

F.- DISPLASIA DE MAMA

La categoría 610 recoge lesiones mamarias, que no constituyen tumores. La terminología utilizada por la CIE9-MC no suele coincidir con los usos terminológicos de la especialidad, que a su vez utiliza esos términos de forma muy diferente en según que contexto. Por ello deberá consultarse al Servicio con el que trabajemos sobre el significado exacto de sus diagnósticos en esta parcela.

Ya se han señalado arriba las múltiples sinonimias, que junto con los términos usados por la CIE-9-MC, podrían provocar gran dificultad para la correcta asignación de los códigos

De todas formas, la mastopatía fibroquística se codifica en 610.1

2.2.2.- NORMAS DE CODIFICACION PARA PROCEDIMIENTOS

-En este apartado vamos a tratar los procedimientos principales, que aparecen en la tabla y grafica anteriores. Entre los procedimientos mas realizados en el servicio de ginecología se encuentran por ejemplo:

*Histerectomía   * Dilatación y legrado

*Mastectomia   * Ligadura de trompas

*Cesárea   *Epidural (Inyección de anestésico para analgesia)

-Hemos seleccionado algunos de ellos para tratar de explicar en que consisten y como se codifican, según la CIE 9 MC

-Queda sobreentendido, que existen muchos otros procedimientos que se realizan en el servicio de ginecología a lo largo del año, pero estos son los que vamos a resaltar porque creemos que son los de mayor interés.

❖ HISTERECTOMIA

Nombres alternativos

Histerectomía vaginal; Histerectomía abdominal;
Histerectomía laparoscópica; Histerectomía supracervical;
Histerectomía radical; Resección del útero

Definición   Es la extirpación quirúrgica del útero
que ocasiona la incapacidad para quedar en
embarazo (esterilidad) y es un procedimiento que
se puede realizar a través del abdomen o de la
vagina.

Descripción

La histerectomía es una operación que se realiza
con mucha frecuencia. Hay muchas razones por las
que una mujer puede necesitar una histerectomía.
Sin embargo, existen métodos no quirúrgicos para
tratar muchos de estas afecciones.

Durante una histerectomía, el útero se puede
extirpar de forma total o parcial. Las trompas de
Falopio y los ovarios también se pueden extraer.
Una histerectomía parcial (o supracervical) consiste
en la extirpación de sólo la parte superior del útero,
dejando intacto el cuello uterino.

Una histerectomía total consiste en la extirpación
de todo el útero y del cuello uterino. Una
histerectomía radical es la extirpación del útero, los
tejidos de ambos lados del cuello uterino
(parametrio) y la parte superior de la vagina.

Una histerectomía se puede realizar a través de una
incisión abdominal (histerectomía abdominal) o

una incisión vaginal (histerectomía vaginal) o a través de incisiones laparoscópicas (histerectomía laparoscópica a través de pequeñas incisiones en el abdomen).

Indicaciones

La histerectomía se puede recomendar en los siguientes casos:

- Cáncer de cuello uterino o displasia cervical severa (una condición precancerosa del cuello uterino)
- Cáncer de ovario
- Endometriosis en los casos en los que el dolor es severo y no responde a otros tratamientos no quirúrgicos
- Tumores en el útero como fibroides uterinos o cáncer endometrial
- Sangrado vaginal severo y prolongado (crónico) que no se puede controlar con medicamentos
- Prolapso uterino
- Complicaciones durante el parto (como un sangrado incontrolable)

Riesgos

Los riesgos que implica cualquier tipo de anestesia son:

- Reacciones a los medicamentos
- Problemas respiratorios

Los riesgos que implica cualquier tipo de cirugía son:

- Hemorragia
- Infección

Otros riesgos que se pueden presentar durante la histerectomía pueden ser:

- Lesión de los órganos vecinos, que incluyen la vejiga o los vasos sanguíneos
- Lesión del intestino
- Dolor en las relaciones sexuales

Expectativas después de la cirugía   La mayoría de las pacientes se recuperan por completo después de una histerectomía. La extirpación de los ovarios junto con el útero en mujeres premenopáusicas ocasiona una <u>menopausia</u> inmediata y se puede recomendar una estrogenoterapia sustitutiva.

Algunas mujeres temen que su función sexual disminuya después de la resección del útero. Los investigadores han encontrado que la función sexual después de una histerectomía depende principalmente de la función sexual que tuviera la paciente antes de la cirugía. Si una mujer tuvo una buena función sexual antes de la cirugía, continuará teniendo una buena función sexual después. Si experimenta una nueva disminución de su función sexual después de la histerectomía, consulte con su médico acerca de las causas posibles.

Convalecencia

El promedio de hospitalización depende del tipo de histerectomía realizada, pero generalmente es de dos a tres días y la recuperación completa puede requerir de dos semanas a dos meses. La recuperación de una histerectomía vaginal o una histerectomía laparoscópica es mucho más rápida que la de una histerectomía abdominal y se presenta menos dolor.

Después de la cirugía, se utilizan medicamentos orales e intravenosos para aliviar el dolor postoperatorio y se puede dejar un catéter en el lugar por uno o dos días para ayudar a la vejiga a eliminar la orina.

Ponerse en movimiento, tan pronto como sea posible, ayuda a evitar los coágulos de sangre en las piernas y otros problemas; de ahí que se recomiende caminar hacia la sala de baño. Después de reestablecerse la función intestinal, se recomienda una dieta normal lo más pronto posible. Se debe evitar levantar objetos pesados durante unas semanas y no tener relaciones sexuales de seis a ocho semanas después de la histerectomía

Codificación con CIE 9 MC

-La categoría 68 de procedimientos contempla diversas técnicas, entre ellas la histeroscopia, la biopsia de útero y muchos tipos de histerectomía, entre ellos:

*Histerectomía abdominal total (68.4)

*Histerectomía vaginal (68.5)

*Histerectomía subtotal abdominal (68.3)

-En el caso de la histerectomía vaginal radical (68.7), nos obliga. Mediante la orden "codificar además" a utilizar un código secundario para codificar cualquier acto sincrónico, como pudiera ser:

→ Disección de ganglios linfáticos (40.3 – 40.5)

→ Extirpación de trompas y ovarios (65.61 – 65.64)

-Existe un código para otras histerectomías e histerectomía no especificada, que resulta positivo a la hora de codificar procedimientos que no están claramente detallados en el informe de alta. Este código es el 68.9.

-El dígito 9 se aplica a la mayoría de las categorías para indicar procedimientos que no están del todo claros, y esto ocurre también para los diagnósticos.

❖ DILATACIÓN Y LEGRADO

Nombres alternativos
Dilatación y legrado; Legrado uterino; Raspado uterino; D y C

Definición   D y C es un procedimiento que se realiza para raspar y recolectar tejido (endometrio) del interior del útero. La dilatación ("D") es un ensanchamiento del cuello uterino para permitir que los instrumentos ingresen al útero, mientras que curetaje ("C") o legrado es el raspado de los contenidos del útero.

Descripción

La D y C, también llamada raspado o legrado uterino, es un procedimiento quirúrgico completamente menor que se puede llevar a cabo en el hospital o en una clínica, usando anestesia general o local.

El canal vaginal se mantiene abierto con un espéculo y el orificio del útero o cuello uterino se puede anestesiar. Luego el canal cervical se ensancha (se dilata) mediante una varilla metálica y luego se pasa una cureta (un asa de metal en el extremo de un mango largo y delgado) a través del canal dentro de la cavidad uterina. Se raspa la capa interna del útero (endometrio) y se recoge el tejido para examinarlo.

Indicaciones

El legrado uterino (D y C) se puede llevar a cabo para:

- Diagnosticar afecciones usando las muestras de tejido recogidas (biopsias)
- Tratar un sangrado profuso o irregular
- Retirar tejido fetal o placentario en caso de algunos abortos electivos o terapéuticos y para retirar cualquier tejido remanente después de un aborto espontáneo (aborto natural)

La D y C se puede recomendar para:

- Sangrado entre períodos
- Sangrado menstrual profuso
- Investigación de infertilidad
- Pólipos endometriales
- Cáncer uterino (diagnóstico precoz)
- Engrosamiento del útero (hiperplasia endometrial)
- DIU incrustado (dispositivo intrauterino)
- Aborto electivo o terapéutico
- Aborto natural
- Sangrado después de la menopausia o sangrado anormal mientras se toman

medicamentos como la terapia de
reemplazo hormonal

Riesgos

Los riesgos debido a la anestesia comprenden:

- Reacciones a los medicamentos
- Problemas respiratorios

Los riesgos que implica cualquier tipo de cirugía
son:

- Sangrado
- Infección

Los riesgos adicionales abarcan:

- Punción del útero (perforación)
- Laceración (desgarro) del cuello uterino
- Cicatrización del revestimiento uterino
  (endometrio)

Expectativas después de la cirugía

El legrado uterino (D y C) tiene relativamente
pocos riesgos, puede aliviar un sangrado y ayudar a
diagnosticar una infección, cáncer, infertilidad y
otras enfermedades.

Convalecencia

Las actividades normales se pueden reanudar tan pronto como la paciente se sienta bien, posiblemente incluso el mismo día. Se puede presentar sangrado vaginal, al igual que cólicos a nivel de la pelvis y dolor de espalda durante unos cuantos días después del procedimiento.

Normalmente el dolor se puede manejar bien con medicamentos. No se recomienda el uso de tampón por unas semanas y se deben evitar las relaciones sexuales durante unos días.

Codificación con CIE 9 MC

-En la categoría 69 "Otras operaciones sobre el útero y sus estructuras de soporte" se contemplan diferentes tipos de dilatación y legrado, entre los más importantes destacan:

*Dilatación y legrado para terminación del embarazo (69.01)

*Dilatación y legrado después de parto o aborto (69.02)

*Legrado por aspiración de útero (69.5)

-La categoría 69 incluye también códigos de inseminación artificial (69.92), inserción laminaria (69.93) y la reparación uterina (69.4)

-Por su parte, la categoría 69.9, "Otras operaciones sobre útero, cuello y estructuras de apoyo" excluye los códigos de dilatación o incisión obstétrica del cuello, con lo que tendríamos que incluir a parte un código de las categorías 73.1 -73.93.

❖ MASTECTOMIA

Nombres alternativos

Extirpación quirúrgica de la mama

Definición

Es la extirpación quirúrgica de toda la mama, por lo general, para tratar enfermedades serias del tejido mamario, como cáncer de mama.

Hay cuatro tipos generales de mastectomía:

1. Mastectomía subcutánea: se extirpa toda la mama pero deja el pezón y la areola (el círculo pigmentado alrededor de la areola) en su sitio.
2. Mastectomía total (o simple): extirpación de toda la mama pero no los ganglios linfáticos debajo del brazo (ganglios axilares).
3. Mastectomía radical modificada: extirpación de toda la mama y la mayoría de

los ganglios linfáticos debajo del brazo (disección axilar).

4. Mastectomía radical: extirpación de los músculos de la pared torácica (pectorales) además de la mama y los ganglios linfáticos axilares. Esta cirugía se consideró durante muchos años como el estándar para mujeres con cáncer de mama, pero en la actualidad se utiliza en muy pocas ocasiones.

Descripción

Se hace una incisión en la mama, mientras la paciente se encuentra anestesiada (inconsciente y sin dolor). Se extirpa el tejido mamario de la piel y músculo subyacentes. Cuando se realiza una disección axilar, por lo general se hace a través de la misma incisión

Por lo general, se dejan colocados uno o dos drenajes plásticos para evitar que se acumule líquido en el espacio donde se alojaba el tejido mamario.

El cirujano es quien decide cuándo se retiran los drenajes, típicamente, cuando la cantidad de líquido que drena disminuye a un volumen aceptable, lo cual puede tomar entre unos pocos días y una semana o más. Muchas mujeres se van para su casa con los drenajes, los cuales se le retiran durante una visita al consultorio.

Es posible reconstruir la mama (con implantes artificiales o tejido propio) en la misma operación (reconstrucción inmediata) o en una fecha posterior, después de que se suministran otros tratamientos (reconstrucción retardada).

La reconstrucción suma complejidad a la cirugía. Las decisiones acerca de someterse a la reconstrucción de la mama y el mejor momento para ello se toman en conjunto entre la mujer y sus médicos y comprenden la consideración de muchos factores individuales.

Indicaciones

La razón más común para llevar a cabo una mastectomía es el cáncer de mama y es una alternativa a la cirugía de conservación de la mama. La decisión acerca del mejor tipo de cirugía para cada paciente es compleja. Ante un diagnóstico de cáncer de mama, se recomienda analizar tan detalladamente como sea necesario con el médico los aspectos más importantes para las circunstancias propias de cada paciente. Los asuntos importantes incluyen el tamaño del tumor en relación con el tamaño de la mama, la presencia de más de un tumor en la mama, los efectos secundarios de la radioterapia y las preferencias personales.

Otra razón para llevar a cabo una mastectomía es cuando la mama contiene un carcinoma ductal o canalicular in situ (DCIS) diseminado. Este tipo de carcinoma es una afección precancerosa y tiene el potencial de convertirse en cáncer invasivo si se deja en su sitio. Normalmente, se descubre cuando un mamograma sospechoso alerta al médico para que efectúe una biopsia.

El DCIS que se presenta en un área pequeña se puede retirar mediante una tumorectomía, pero cuando se disemina por toda la mama podría requerir una mastectomía. Cuando la mastectomía se lleva a cabo por este carcinoma, por lo general no requiere la extirpación de los ganglios linfáticos debajo del brazo.

La mastectomía preventiva o profiláctica es la extirpación quirúrgica de una o ambas mamas que no contienen cáncer ni DCIS y se hace para prevenir o reducir el riesgo de sufrir cáncer de mama. Este procedimiento se considera una alternativa a los exámenes intensos y se efectúa sólo después de consideraciones cuidadosas, que a menudo comprenden pruebas genéticas y una evaluación psiquiátrica.

Se puede realizar una mastectomía subcutánea o total, que es una opción para reducir el riesgo de cáncer de mama en mujeres que presentan alto riesgo de desarrollarlo.

Entre las mujeres que podrían considerar una mastectomía profiláctica están las que tienen fuertes antecedentes familiares de cáncer de mama, especialmente si las parientes han sido diagnosticadas a edad muy temprana.

Algunas familias presentan una mutación genética conocida que predispone al cáncer de mama (BRCA1 o BRCA2) y los individuos pueden someterse a pruebas para estos genes. Las mutaciones heredadas de estos genes aumentan el riesgo de desarrollar cáncer de mama durante la vida. Es importante subrayar que la mastectomía profiláctica reduce considerablemente, pero no elimina el riesgo de cáncer de mama.

Riesgos

La mastectomía es una cirugía muy segura y la mayoría de las pacientes se recupera bien, sin complicaciones. Sin embargo, como con cualquier cirugía hay riesgos. Aquí aparece una lista de complicaciones posibles, pero se debe tener en cuenta que a menos que se diga lo contrario, por lo general, no se presentan.

Los riesgos de cualquier cirugía son sangrado, infección y lesiones en los tejidos circundantes. Es posible que se presenten dolor e inflamación posoperatorios, los cuales pueden tratarse de manera efectiva con analgésicos. También quedará una cicatriz en la pared torácica. La cicatrización es una consecuencia de cualquier cirugía y es inevitable.

Los riesgos de la anestesia general son problemas respiratorios y cardíacos potenciales, así como posibles reacciones a los medicamentos. Para una mujer, que a excepción de esto, esté en buenas condiciones de salud, el riesgo de una complicación grave debida a la anestesia general es de menos del 1%.

Los riesgos relacionados específicamente con la extirpación de la mama comprenden el compromiso del flujo sanguíneo hacia la piel de la pared torácica, que puede provocar la pérdida de un poco de piel. En circunstancias muy extremas, esta complicación puede requerir un injerto de piel, pero es muy poco común. También existe un riesgo de sangrado en el espacio que antes ocupaba la mama. En algunas ocasiones, se requiere una segunda operación para controlar el sangrado, pero también es poco común.

Existen riesgos relacionados específicamente con la extirpación de los ganglios linfáticos cercanos (disección axilar):

- Muchas pacientes experimentan rigidez del hombro después de la extirpación de los ganglios linfáticos de la axila, pero esto mejora con el tiempo, especialmente con el ejercicio y la fisioterapia.

- Se puede presentar una acumulación de líquido, denominada seroma, en la axila. Este es relativamente común y por lo general se resuelve solo, pero puede requerir drenaje con aguja.
- Debido a que los ganglios linfáticos axilares normalmente drenan el exceso de líquido del brazo, la extracción de estos puede provocar inflamación postoperatoria del brazo del mismo lado de la mama que se ha extirpado. Esta inflamación (denominada linfedema) es poco común, pero cuando se presenta puede ser un problema persistente y conlleva un aumento del riesgo de infección.
- Existen algunos nervios importantes en el área de los ganglios linfáticos axilares que se ponen en riesgo durante la cirugía y muchas pacientes presentarán una zona entumecida en la parte interior del brazo después de la cirugía. También se encuentran en riesgo nervios que van a los músculos de la espalda y la pared torácica, pero el cirujano realiza todos los esfuerzos para protegerlos durante la cirugía.

También existen riesgos relacionados con la cirugía reconstructiva; si ésta se realizó utilizando un implante, existe un aumento del riesgo de infección. También se presenta el riesgo de que se contraiga la cicatriz alrededor del implante.

Lo anterior puede hacer que la mama se sienta dura y se puede tratar mediante la extracción/reemplazo del implante. Cada una de estas alternativas implica otra cirugía. Las cicatrices quirúrgicas se pueden desvanecer con el tiempo, pero nunca desaparecen por completo.

La reconstrucción mediante el uso de tejido propio del abdomen, la espalda o los glúteos acarrea un mayor riesgo de sangrado y una pequeña posibilidad de que el tejido transferido pierda su suministro de sangre y se deba retirar.

Expectativas después de la cirugía

El tratamiento exitoso del cáncer de mama y la probabilidad de supervivencia a largo plazo para las mujeres con cáncer de mama depende de manera crítica de la etapa de la enfermedad al momento del diagnóstico.

Las principales herramientas para la detección oportuna del cáncer de mama son el autoexamen de mamas, los exámenes clínicos periódicos por parte de profesionales de la salud, además de evaluaciones anuales con mamografía por rayos X.

De estos tres, la combinación de examen clínico con mamografía representa el método de detección más efectivo.

Si se detecta en sus etapas iniciales, el tratamiento adecuado da como resultado una tasa de supervivencia de más del 90% a 10 años. El número de nuevos casos de cáncer de mama ha ido en aumento gradual en los últimos años y es muy probable que continúe así a medida que la población envejezca.

Sin embargo, las posibilidades de morir por esta enfermedad han estado disminuyendo permanentemente entre 1 y 2% cada año. Este mejoramiento se debe a la detección temprana y a los tratamientos más recientes como la terapia hormonal y una mejor quimioterapia.

La reconstrucción de la mama durante la mastectomía o en una fecha posterior puede ayudar a recuperar su apariencia normal y las técnicas para hacerlo han avanzado enormemente. El objetivo de la reconstrucción es restaurar la simetría de los mamas cuando la mujer está vestida. La diferencia entre la mama sana y la mama reconstruida con frecuencia puede notarse cuando la mujer está desnuda. La reconstrucción no restaura la sensibilidad normal.

La reconstrucción de la mama con frecuencia puede hacerse al momento de la mastectomía, si la paciente lo decide y el médico oncólogo y el cirujano están de acuerdo. Hay varias técnicas para hacerlo y, para la mayoría de las pacientes, la reconstrucción implica dos o tres procedimientos quirúrgicos.

La primera cirugía va destinada a reconstruir la forma de la mama. En algunas ocasiones, es necesaria una cirugía adicional para alterar la forma o ubicación de un implante o para modificar la otra mama en busca de una mejor simetría. Un procedimiento adicional pequeño comprende la reconstrucción del área del pezón/areola.

Muchas mujeres optan por no someterse a la reconstrucción de la mama. Para ellas hay una variedad de prótesis que pueden ser utilizadas en el sostén para dar contorno y simetría naturales.

Además de la cirugía, se pueden incluir otros tratamientos que comprenden terapia hormonal, irradiación y quimioterapia para disminuir el riesgo de reaparición y aumentar las posibilidades de supervivencia a largo plazo. Estos tratamientos tienen sus propios efectos secundarios que serán discutidos por el médico con la paciente.

Convalecencia

La hospitalización varía de 1 a 3 días dependiendo del tipo de cirugía, pero es común la permanencia más prolongada si se incluye la reconstrucción de la mama. Como ya se dijo, se colocan drenajes quirúrgicos para extraer los líquidos que puedan acumularse.

Los drenajes pueden mantenerse por más tiempo después de la salida del hospital y se le enseña a la paciente a medir el líquido que drena de ellos. Los puntos de sutura por lo general se dejan debajo de la piel y se disuelven por sí solos. Si se utilizan puntos de sutura irreabsorbibles o ganchos, se retiran típicamente entre los 7 y 10 días después de la operación. La recuperación completa puede tomar de 3 a 6 semanas.

Toma tiempo para que la mujer se acostumbre a la pérdida de la mama, pero las conversaciones con otras mujeres que hayan pasado por una situación similar, con su pareja y con su familia, son de gran utilidad para aprender cómo afrontar estos sentimientos. Los profesionales de la salud pueden ayudar a localizar grupos de apoyo para la paciente y su familia y un profesional del área de la salud mental puede ayudar a la mujer y a la familia a aprender a adaptarse.

Codificación con CIE 9 MC

-La categoría 85 contempla las operaciones realizadas sobre la mama, entre ellas cabe citar:

*Mastotomía (85.0)

*Extirpación o destrucción de tejido de la mama (85.2)

*Mastectomía subtotal (85.23)
*Mastectomía simple bilateral

-Dentro de la categoría 85 se incluyen operaciones sobre la piel y tejido subcutáneo, tanto de mama tanto femenina como masculina.

-Por otra parte, la codificación con esta categoría hace referencia en muchos de sus códigos a la región en la que se ha llevado a cabo el procedimiento, a la uni o bilateralidad y también el que se haya extirpado músculo, ganglio, tejido mamario etc.

-De esta forma, nos encontramos con códigos como los siguientes:

*Mastectomía simple bilateral (85.42)

*Otra mastectomía subcutánea unilateral (85.34)

*Mastectomía radical ampliada unilateral (85.47)

-Como en el resto de categorías, también existen códigos mas inespecíficos, que deberemos usar lo menos posible, este es el caso de la categoría 85.9 ("Otras operaciones sobre la mama") o la categoría 85.36 ("Otra mastectomía subcutánea bilateral")

❖ LIGARUDA DE TROMPAS

Nombres alternativos

Cirugía de esterilización femenina; Esterilización tubárica; Ligadura tubárica

Definición

La ligadura de trompas, conocida comúnmente como "ligadura tubárica", es una cirugía para cerrar las trompas de Falopio de una mujer, que son los conductos que conectan los ovarios con el útero.

Normalmente, las trompas de una mujer movilizan óvulos desde el ovario hasta el útero aproximadamente una vez al mes y, si los espermatozoides del hombre se encuentran con un óvulo, se puede presentar el embarazo. Si las trompas están cerradas o "ligadas", los espermatozoides no pueden fertilizar el óvulo y, por lo tanto, no se presentará el embarazo.

La ligadura de trompas vuelve a una mujer estéril, es decir incapaz de quedar embarazada, en forma permanente.

Descripción

La ligadura de trompas se hace bajo anestesia, en un hospital o en un centro de atención médica ambulatoria. El cirujano hace una o dos pequeñas incisiones en el área abdominal, generalmente cerca del ombligo. Luego, se inserta un laparoscopio, un tubo estrecho con una cámara en un extremo, en el área pélvica, a través del cual se pasan los instrumentos para ligar las trompas. Las trompas se cauterizan o se sellan con un pequeño gancho y se cierran las incisiones.

La paciente generalmente puede volver al hogar en unas pocas horas después del procedimiento.

La ligadura de trompas también puede realizarse después de un parto vaginal a través de una pequeña incisión cerca al ombligo o durante una cesárea.

Indicaciones

La ligadura de trompas se puede recomendar para mujeres adultas que estén seguras de querer evitar embarazos futuros.

Aunque la esterilización es muy popular, algunas mujeres que se someten a este procedimiento posteriormente se arrepienten de haber tomado esta decisión. Cuanto más joven sea la mujer, mayores serán las probabilidades de arrepentimiento.

La ligadura de trompas se considera un método de planificación familiar permanente y no se recomienda como procedimiento temporal o reversible. Sin embargo, algunas veces, la cirugía se puede revertir o anular si la mujer decide embarazarse posteriormente, pero esto requiere de un procedimiento quirúrgico mayor. Después de revertir una ligadura de trompas, más o menos del 50% al 80% de las mujeres finalmente logran embarazarse.

Riesgos

Los riesgos de la ligadura de trompas comprenden:

- Cierre incompleto de las trompas, lo cual podría provocar un embarazo en el futuro. La tasa de embarazo después de una ligadura de trompas es de 1 por cada 200 mujeres.
- En caso de presentarse un embarazo después de una ligadura de trompas, existe

un alto riesgo de que se trate de un embarazo ectópico (o tubárico).

- Lesión en los órganos o estructuras adyacentes causada por los instrumentos quirúrgicos

Los riesgos debido a la anestesia abarcan:

- Reacciones a los medicamentos
- Problemas respiratorios

Los riesgos que implica cualquier tipo de cirugía son:

- Sangrado
- Infección

Expectativas después de la cirugía

La mayoría de las mujeres se recupera sin problemas y no se requieren exámenes para verificar la esterilidad (es decir, para garantizar que el procedimiento impedirá embarazos en el futuro).

Convalecencia

A la mayoría de las mujeres se les recomienda evitar el ejercicio vigoroso durante varios días. Los analgésicos generalmente ayudan a aliviar la molestia. La mayoría de las mujeres puede regresar a su trabajo en unos cuantos días y las relaciones sexuales se pueden reanudar tan pronto como la paciente se sienta bien, generalmente en una semana.

Codificación con CIE 9 MC

-En la categoría 66 "Operaciones sobre las trompas de Falopio", se nos indica la obligación de codificar además cualquier aplicación o administración de una sustancia antiadherencia (99.77)

-En esta categoría de la CIE9 existen diversos procedimientos, entre los que destacan:

*Ligadura y aplastamiento endoscopico bilateral de las trompas de Falopio (66.21)

*Salpingectomía unilateral total (66.4)

*Insuflación de trompa de Falopio (66.8)

*Otras operaciones sobre trompas de Falopio (66.9)

-En el lateral de la categoría 66 encontramos ya de entrada el cuadrante [2004], de donde deducimos que los códigos son relativamente recientes

-Como ocurría en la mastectomía, aquí también se hace referencia a la uni o bilateralidad en los procedimientos realizados, como puede verse reflejado en los diferentes códigos de ligadura y salpingectomía

-Otros códigos de interés en esta categoría son el 66.51 "extirpación de ambas trompas de Falopio en un mismo acto quirúrgico" y el código 66.95 "Insuflación de agente terapéutico en las trompas de Falopio"

❖ CESAREA

Nombres alternativos

Nacimiento abdominal; parto abdominal

Definición

Una cesárea es el nacimiento de un bebé a través de una incisión abdominal quirúrgica.

Descripción

Un parto por cesárea se lleva a cabo cuando el parto vaginal no es posible o no es seguro para la madre o el niño.

La cirugía generalmente se hace mientras la madre está despierta, pero anestesiada desde el tórax hasta las piernas mediante anestesia epidural o raquídea. Se hace una incisión a través del abdomen por encima del área púbica, se abre el útero, se vacía el líquido amniótico y se saca al bebé.

Se limpian los líquidos de la nariz y de la boca del bebé. Se pinza y se corta el cordón umbilical. El bebé se entrega al pediatra o la enfermera, quien se asegura de que esté respirando bien. Mientras tanto la madre está despierta y puede escuchar y ver a su hijo.

Debido a una variedad de factores médicos y sociales, las cesáreas se han vuelto muy comunes (alrededor del 26% de todos los partos en los Estados Unidos en el año 2001).

Indicaciones

La decisión para llevar a cabo una cesárea puede depender del obstetra, el sitio del parto y los partos anteriores o antecedentes médicos de la mujer. Algunas de las razones principales para hacer una cesárea en lugar del parto vaginal son las siguientes:

Razones relacionadas con el bebé:

- Anomalías del desarrollo del feto como hidrocefalia o espina bífida.
- Patrón de ritmo cardíaco anormal en el feto.
- Posición anómala del feto dentro del útero, como cruzado (transverso) o con las nalgas primero (posición de nalgas).
- Múltiples bebes dentro del útero (trillizos y algunos embarazos de gemelos).

Razones relacionadas con la madre:

- Enfermedad materna extrema, como enfermedad cardiaca, toxemia, pre-eclampsia o eclampsia.
- Infección activa de herpes genital.
- Infección materna de VIH.

- Cirugía uterina previa, que incluye miomectomía y cesáreas anteriores.

Problemas con el trabajo de parto o nacimiento:

- Trabajo de parto prolongado o detenido.
- Bebé de gran tamaño (macrosomía).
- La cabeza del bebé es muy grande para pasar a través de la pelvis de la madre (desproporción cefalopélvica).

Problemas con la placenta o el cordón umbilical:

- Prolapso del cordón umbilical (el cordón umbilical sale a través del cuello uterino).
- Placenta adherida en un sitio anómalo (placenta previa) o separada prematuramente de la pared uterina (desprendimiento de la placenta).

Riesgos

Las cesáreas se han vuelto procedimientos muy seguros. La tasa de complicaciones serias relacionadas con el parto por cesárea, como la muerte de la madre, es extremadamente baja.

Sin embargo, ciertos riesgos son más altos después de una cesárea que después de un parto vaginal:

Relacionados con la anestesia:

- Reacciones a los medicamentos.
- Problemas respiratorios.

Relacionados con la cirugía:

- Sangrado.
- Infección.

Riesgos adicionales específicos de la cesárea son:

- Infección de la vejiga o el útero.
- Lesión del tracto urinario.
- Lesión del bebé.

Expectativas después de la cirugía

La mayoría de las madres y los niños se recuperan bien, con pocos problemas.

Las mujeres que tienen partos por cesárea, a menudo, pueden tener un parto vaginal normal en los embarazos posteriores, lo que depende del tipo de cesárea efectuado y la razón por la que se realizó.

Aproximadamente dos tercios de las mujeres que intentan un parto vaginal después de la cesárea tienen éxito. Sin embargo, hay un leve riesgo de ruptura uterina asociado con dichos intentos que puede poner en peligro a la madre y el bebé. Es importante discutir los beneficios y riesgos de este procedimiento (PVDC) con el médico obstetra.

Convalecencia

El promedio de permanencia en el hospital es de 2 a 4 días, pero la recuperación se demora un poco más de lo que tarda un parto natural. Con el fin de agilizar dicha recuperación, se estimula a la madre para que camine el mismo día de haber tenido la cirugía. Para aliviar el dolor se pueden prescribir medicamentos orales.

Codificación con CIE 9 MC

-Dentro de la categoría 74 "Cesárea y extracción del feto" ocurre lo mismo que en anteriores categorías, donde se nos remarca "Codificar además", en este caso deberemos codificar:

→ Esterilización, histerectomía, miomectomía (siempre y cuando se realicen alguna de ellas de forma simultánea a la cesárea.

-Por otra parte, existen diversos códigos para diferentes tipos de cesárea, así por ejemplo encontramos:

*Cesárea clásica (74.0)

*Cesárea clásica baja (74.1) (Esta última es la que se utiliza mayormente en el Hospital Universitario de Puerto Real)

*Cesárea extraperitoneal (74.2)

-En el caso de realizar otro tipo de cesárea especificado encontramos el código 74.4 y como la mayoría de los casos, tenemos otro código para cesárea de tipo no especificado 74.9

❖ EPIDURAL (Inyección anestestesico para analgesia)

El conocimiento que una mujer tenga acerca de lo que sucede durante el trabajo de parto y parto, así como su actitud acerca de ello, determina la cantidad de dolor que ella puede sentir durante el parto. Los métodos de respiración y las técnicas de relajación impartidos en los cursos de preparación para el parto pueden reducir la necesidad de tomar medicamentos para el dolor, pero la madre no sabrá con certeza si necesitará estos medicamentos hasta que se encuentre en la sala de parto.

El tipo más común de medicación para el dolor utilizada durante el trabajo de parto es el bloqueo epidural. Durante el procedimiento, se inyecta un anestésico en el espacio epidural, cerca de la médula espinal, lo cual adormece temporalmente la parte inferior del cuerpo.

Por lo general, la epidural causa muy poca molestia y se administra con la paciente acostada de lado, con la espalda curvada hacia afuera.

Después de recibir la epidural, el médico controla minuciosamente la presión sanguínea de la madre y el ritmo cardíaco de ésta y del bebé.

Antes de recibir la epidural, el médico limpia la espalda de la paciente con un antiséptico y escoge el mejor sitio para la inyección. Luego, inyecta un anestésico local para adormecer la parte en donde se va a introducir la aguja de la epidural

Con mucho cuidado, el médico introduce la aguja de la epidural entre las vértebras, enhebra un tubo hueco a través de la aguja y retira la aguja, pero deja en su sitio el catéter, a través del cual inyecta el anestésico.

Las epidurales son muy efectivas para aliviar el dolor del trabajo de parto, pero tienen ciertas desventajas: Primero, su administración y efecto tardan alrededor de 20 minutos. Las epidurales pueden demorar el trabajo de parto si se administran demasiado temprano y, al estar la paciente insensible de la cintura hacia abajo, se le dificulta pujar para que el bebé salga. A menos que se administre una "epidural ambulante" o un "narcótico raquídeo", la paciente tendrá que permanecer en cama durante todo el trabajo de parto. Las epidurales también pueden causar un descenso de la presión sanguínea, lo cual a su vez vuelve más lento el ritmo cardíaco del bebé. Para evitarlo, se administran líquidos intravenosos y se coloca a la madre de lado para facilitar la circulación de la sangre. Para mayor seguridad, el médico mantiene al bebé bajo estricto control, monitoreando continuamente su presión sanguínea y ritmo cardíaco.

El principal beneficio de la epidural es que la madre puede permanecer despierta y casi sin dolor mientras participa activamente en el nacimiento de su bebé. Además, le permite relajarse y conservar su energía durante el trabajo de parto. Para reducir las probabilidades de que la madre y el bebé tengan efectos colaterales, el médico tiende a administrar la dosis efectiva más baja

Codificación con CIE 9 MC

-El código 03.91 "Inyección de anestésico en el conducto espinal para analgesia" es de los mas utilizados a la hora de llevar a cabo un parto.

-Este código se encuentra dentro de la categoría 03 "Operaciones sobre la medula espinal y estructuras de conducto espinal".

-Como ocurría en otras categorías, esta también es de las más recientes, pues viene conjuntamente a ella el símbolo [2004]. Nos obliga a codificar además cualquier aplicación o administración de una sustancia antiadherencia (99.77)

-La categoría 03.91 tiene la orden [Excluye] para indicar que no utilicemos dicho código en caso de anestesia operatoria.

-En el proceso de parto se utiliza para analgesia, y siempre se utiliza.

III.- DIAGNOSTICOS Y PROCEDIMIENTOS GINECOLÓGICOS MÁS FRECUENTES EN EL AÑO 2005

En el siguiente apartado vamos a hacer un pequeño resumen sobre cuales han sido los diagnósticos y procedimientos que mas se han producido durante el año 2005, en el servicio de ginecología del Hospital Universitario de Puerto Real.

TABLA DE DIAGNOSTICOS

Comenzaremos por los diagnósticos principales, nombrándolos de mayor a menor según la cantidad de veces que se hayan producido:

CODIGO	REPETICIONES	DIAGNOSTICO
634.90	129	Aborto espontáneo complicado por infección del tracto genital y pelvis.
632	84	Aborto diferido
174.4	70	Neop. Malig. Mama femenina. cuadrante supero externo
621.0	66	Pólipo de cuerpo uterino
218.9	66	Leiomioma de útero no especificado
634.91	42	Aborto espontáneo complicado por hemorragia retardada o excesiva

174.9	38	Neop. Malig. Mama femenina. Parte no especificada
620.0	38	Quiste folicular ovárico
179	31	Sarcoma de Kaposi no especificado
618.9	22	Prolapso genital no especificado
174.8	22	Neop. Malig. Mama femenina. Otros sitios especificados de la mama femenina
616.3	21	Absceso de la glándula de Bartholin
183.0	21	Neop. Malig. de ovario
631	20	Otro producto anormal de concepción
620.2	20	Otros quistes ováricos y quistes ováricos no especificados
645.11	19	Embarazo postermino (parto con o sin mención de estado anteparto)
220	18	Neop. Benig. de ovario

627.1	17	Hemorragia posmenopáusica
182.0	17	Neop. Malig. de cuerpo uterino (Cuerpo uterino, con excepción de istmo)
611.0	17	Enfermedad inflamatoria de la mama
618.0	16	Prolapso de paredes vaginales sin mención de prolapso uterino
633.10	16	Embarazo tubarico sin embarazo intrauterino
643.13	16	Hiperémesis gravidica con trastorno metabólico (estado o complicación anteparto)
658.11	16	Ruptura prematura de membranas (parida con o sin mención de estado anteparto)
174.2	15	Neop. Malig mama femenina. Cuadrante supero-interno
617.1	15	Endometriosis ovarica
V25.2	14	Esterilizacion

621.3	14	Hiperplasia quistica endometrial
626.6	14	Metrorragia
233.1	13	Carcinoma in situ de cervix uterino
611.72	13	Bulto o masa mamaria
180.9	13	Neop. Malig. de cervix uterino, parte no especificada
184.4	11	Neop. Malig. de vulva, no especificada
174.3	11	Neop. Malig mama femenina. Cuadrante infero-interno
618.2	11	Prolapso uterovaginal incompleto

TABLA DE PROCEDIMIENTOS

-A continuación mostramos una tabla resumen con los procedimientos principales que se han dado en el año 2005 en el servicio de ginecología del Hospital Universitario de Puerto Real

CODIGO	REPETICIONES	PROCEDIMIENTO
69.02	211	Dilatación y legrado

		después de parto o aborto
68.4	91	Histerectomía abdominal total
68.29	81	Otra escisión o destrucción de lesión del útero
03.91	73	Inyección de anestésico en el conducto espinal para analgesia
69.52	62	Legrado por aspiración después de parto o aborto
85.43	42	Mastectomia simple ampliada
85.11	41	Biopsia (percutanea) (aguja) cerrada de mama
74.1	38	Cesárea clásica baja
71.23	23	Marsupializacion de glándula Bartholin (quiste)
68.12	23	Histeroscopia
85.21	22	Extirpación local de lesión de mama
85.47	20	Mastectomia radical ampliada unilateral

69.09	15	Otra dilatación y legrado
68.59	15	Otra histerectomía vaginal
69.22	14	Otra suspensión uterina
66.22	13	Ligadura y sección endoscopica bilateral de las trompas de falopio
66.62	12	Salpingectomia con extracción de embarazo tubarico
65.21	12	Marsupializacion de quiste ovárico
65.61	11	Otra extirpación de ambos ovarios y trompas en un mismo acto operatorio

- Seguidamente mostramos dos graficas con los diagnósticos y procedimientos mas utilizados en el Hospital Universitario de Puerto Real del año 2005 – Servicio de Ginecología, utilizando para ello la información contenida en las anteriores tablas

GRAFICA DE DIAGNOSTICOS

- Tal y como se muestra en la grafica los diagnósticos que mas han aparecido en el año 2005 han sido:

1º Aborto espontáneo complicado por infección del tracto genital y pelvis, con 129 repeticiones. (634.90)

2º Aborto diferido, con 84 casos en el hospital (632)

3º Neop. Malig. Mama femenina. cuadrante supero externo, con 70 altas. (174.4)

- En el otro extremo de la grafica aparecen los diagnósticos que menos se han dado en el 2005:

*Neop. Malig. de vulva, no especificada (184.4)

*Neop. Malig mama femenina. Cuadrante infero-interno (174.3)

* Prolapso uterovaginal incompleto, todos. (618.2)

-Cada uno de estos diagnósticos se ha producido 11 veces a lo largo del año, según se muestra en la tabla y el grafico indicados

GRAFICA DE PROCEDIMIENTOS

-Como se aprecia en la gráfica anterior, los procedimientos ginecológicos que mas se han producido en el año 2005 son:

* Dilatación y legrado después de parto o aborto, con 211 veces (69.02)

* Histerectomía abdominal total, con 98 repeticiones (68.4)

* Otra escisión o destrucción de lesión del útero (68.29) con 91 repeticiones

* Inyección de anestésico en el conducto espinal para analgesia, repetida 73 veces (03.91)

-Los procedimientos que se han producido en una menor proporción, son los siguientes:

* Otra extirpación de ambos ovarios y trompas en un mismo acto operatorio, con 12 casos en el año

(66.62)

* Marsupialización de quiste ovárico, con el mismo numero de casos que el procedimiento anterior
(65.21)

*Salpingectomía con extracción de embarazo tubárico, con 11 casos en total.
(65.61)

IV.- RELACION DE SIGLAS MÉDICAS

-En los informes de alta codificados diariamente, encontramos a menudo siglas y terminología médica:

* ACE → Antígeno carcinoembrionario

*UCM → Uretrocistografia miccional

*BEG → Buen estado general

*SG → Semana de gestación

*RPMP → Ruptura prematura de membranas

*SAOS → Síndrome de apnea obstructiva del sueño

*CPAP → Presión positiva continua en la vía respiratoria

*ACO → Anticoagulantes orales // Acetilcolina // Anticoagulacion

*TV → Tacto vaginal

*EIP → Enfermedad inflamatoria pélvica

*JC → Juicio clínico

*CCEE → Consultas Externas

*DMNID → Diabetes mellitas no insulina dependiente

*FM → Fibromialgia // Fórmula menstrual // Fracaso de maduración

*ECG → Electrocardiograma

*IQ → Intervención quirúrgica

*CIN → Cervix intraepitelial neoplasia (Neoplasia intraepitelial de cuello uterino)

*VS → Volumen sistólico

.*HTA → Hipertensión arterial

*AEG → Adecuado para la edad gestacional

*BQ → Bioquímica

*UCG → Uretrocistografía

*US → Ultrasonidos

*Rx → Radiografía

*Eco → Ecografía

*TAC → Tomografía axial computerizada

*RMN → Resonancia magnética nuclear

V.- RELACION DE TERMINOLOGIA MÉDICA

- <u>Mioma</u>

-Tumor benigno formado por elementos musculares

- <u>Histeroscopia</u>

-Examen del interior del útero con un instrumento antólogo
al cistoscopio, el histeroscopio

- <u>Bartholinitis</u>

-Inflación de las glándulas de bartlholin

- Amenorrea

-Falta de menstruación. Es primitiva o secundaria según que aquella no haya aparecido en tiempo oportuno o haya cesado después de haber aparecido

- Fibroadenoma

-Adenoma que contiene tejido fibroso

- Adenoma

-Tumor epitelial, benigno generalmente, de estructura semejante a una glándula. Tumor cuya principal característica es la de poseer espacios tapizados de epitelio

- .Adenopatía

-Enfermedad de los ganglios, especialmente de los linfáticos.

- Ductulo

-Conducto pequeño

- Loquios

-Derrame sanguíneo, serosanguineo y seroso
sucesivamente, por la vagina en las primeras
semanas después del parto. Se denominan
sanguinolentos o rojos, serosos y blancos, según
predominen en ellos la sangre, el suero o los
glóbulos blancos

- Menorragia

-Menstruación anormalmente profusa y duradera

- Hipertrofia

-Desarrollo exagerado de los elementos anatómicos
de una parte u órgano, sin alteración de las
estructuras de los mismos, queda da por resultado
el aumento de peso y volumen del órgano

- Hemostasia

-Detención, espontánea o artificial de un flujo
sanguíneo o hemorragia.

- Parametrios.

-Conjunto de tejidos que rodean al útero

- Papiloma

-Hipertrofia de las papilas de origen inflamatorio,
con neoformación de tejido conjuntivo. Termino

general para las neoformaciones de la piel y mucosas: verrugas, callos, condilomas, pólipos, vegetaciones, etc.

- Percutaneo

-Practicado por la piel o a través de la piel; dicese principalmente de los métodos de aplicación de agentes terapéuticos: fricciones, baños, electroforesis, etc.

- Disnea

-Dificultad en la respiración
  - Lipemia

  -Presencia de lípidos o grasas en la sangre, normal después de la ingestión abundante de grasas o patológica en las enfermedades del hígado, alcoholismo crónico, diabetes, etc.

- Dislipemia

-Alteración de la concentración de los lípidos en sangre.

- Artroscopia

-Examen directo del interior de una articulación por medio de un instrumento especial, el artroscopio

- <u>Anexectomia</u>

-Ablación o extirpación de los anexos uterinos

- <u>Anexitis</u>

-Inflamación de los anexos uterinos

- <u>Arcuato</u>

-Útero Bicorne o Arcuato (Arcuación significa curvatura)

- <u>Cistocele</u>

-Protrusión herniaria de un segmento de vejiga urinaria.

- <u>Protrusion</u>

-Avanzamiento anormal de una parte, tumor u órgano, por aumento de volumen o por una causa posterior que los empuja, por ejemplo, el ojo.

- <u>Glóbulo</u>

-Corpúsculo esferoidal; el termino se emplea generalmente como sinónimo de célula. Pequeña masa esférica medicamentosa de menor tamaño que una píldora, homeopática especialmente.

- Globuloso

-En forma de glóbulo

- Homeopatía

-Sistema médico fundado por Samuel christian friedrich hahnemann, que se funda en los siguientes principios: ley de los semejantes,, las enfermedades se curan por sustancias que producen efectos semejantes a los síntomas específicos de las mismas, dinamismo de las dosis infinitesimales; las drogas producen tanto mas efecto cuanto mas diluidas, e individualización del enfermo y el medicamento

- Eutocico

-Atributo del parto normal. Que favorece o facilita el parto; medio o agente que tiene esta acción

- Cefálico

-Relativo a la cabeza o al cerebro. Cerebral

- Trofoblasto

-Capa celular extraembrionaria, epiblastica, que fija el embrión a la pared uterina y lo nutre; la capa celular primitiva se denomina citotrofoblasto, y luego se convierte en sincitio, llamado sintrofoblasto plasmoditrofoblasto o espongiotrofoblasto

- <u>Biopsia</u>

-Extracción y examen, ordinariamente microscópico de tejidos u otras materias procedentes del organismo vivo, con fines diagnósticos. Examen del organismo vivo en oposición a necropsia

<u>VI.-BIBLIOGRAFÍA</u>

-Apuntes de Anatomía Radiológica pertenecientes al ciclo superior Imagen para el Diagnóstico

-Apuntes de codificación referentes al ciclo superior Documentación Sanitaria

-Informes clínicos de alta extraídos del servicio de gestión de documentación clínica, del Hospital Universitario de Puerto Real

-Diccionario terminológico de ciencias medicas. Undécima edición – SALVAT editores S.S. *Dr José Mascaró y Porcar*

-Múltiples datos extraídos del Hospital Universitario de Puerto Real (Plano, Gráficos y Tablas de diagnósticos y procedimientos, así como la documentación clínica y no clínica)

-Memoria del 2000 del Hospital Universitario de Puerto Real

-Intranet del Hospital Universitario de Puerto Real

-Documentos clínicos y no clínicos. *Control de enfermería y Servicios del hospital*

-"Relaciones en el Entorno de Trabajo", *Ed edites, 2003. Unidad de Archivo y Documentación Clínica*

-Tipos de contratos realizados en el hospital. *Unidad de Atención al Profesional Sanitario*

-Planos de la Unidad de Archivo y Documentación Clínica. Esquemas de localización. *Memoria 04/05*

PAGINAS Web CONSULTADAS

http://medlineplus.gov/spanish/

www.juntadeandalucia.es